WORD FINDER

Welcome to the Animal word finder! The aim of these puzzles is to Find the words listed at the bottom of each page. Its that easy!

There are **10 Animals** per puzzle, and solutions at the back should you need any help. Good luck and have fun!

Words will go across
(Left to right only)

And they will go down
(Top to bottom only)

Two words may use
the same letter

G	B	U	L	L	D	O	G	M	O	B	G	T
E	S	E	U	T	S	S	I	R	W	T	R	D
G	R	E	A	T	D	A	N	E	E	A	E	E
W	E	P	W	K	A	K	A	E	T	N	Y	E
P	O	O	D	L	E	C	H	P	R	T	H	I
K	G	C	H	I	H	C	F	R	O	R	O	H
J	A	C	K	R	U	S	S	E	L	S	U	T
C	E	G	U	D	R	L	E	R	L	D	N	O
R	O	P	O	I	N	T	E	R	N	S	D	I
O	U	U	V	E	H	U	S	K	Y	L	N	F
B	E	G	I	O	N	T	M	O	E	E	A	A
I	A	U	O	E	D	B	O	X	E	R	T	C
P	O	M	E	R	A	N	I	A	N	R	T	H

- ☐ BULLDOG
- ☐ PUG
- ☐ POODLE
- ☐ GREYHOUND
- ☐ BOXER
- ☐ GREAT DANE
- ☐ POMERANIAN
- ☐ JACK RUSSEL
- ☐ HUSKY
- ☐ POINTER

PUZZLE 2 — BIRDS

R	P	T	C	O	C	K	A	T	O	O	H	P
R	A	H	I	P	A	O	Y	E	M	A	O	E
M	R	H	B	U	D	G	I	E	Y	L	E	N
D	R	H	E	A	O	I	T	F	T	R	C	G
L	O	M	E	E	E	E	A	A	U	C	H	U
D	T	A	A	A	R	S	E	I	E	F	I	I
O	E	C	H	G	S	R	O	S	H	D	C	N
O	S	A	K	L	L	F	A	E	E	R	K	F
M	W	W	I	E	S	I	L	O	E	T	E	A
I	A	O	I	A	P	E	L	I	C	A	N	E
K	N	E	G	I	T	Y	D	S	N	D	T	O
H	R	R	L	H	I	B	C	E	N	P	Z	O
A	L	B	A	T	R	O	S	S	S	S	R	N	P

- ☐ PARROT
- ☐ COCKATOO
- ☐ PENGUIN
- ☐ PELICAN
- ☐ BUDGIE
- ☐ MACAW
- ☐ ALBATROSS
- ☐ EAGLE
- ☐ SWAN
- ☐ CHICKEN

S	S	P	Y	T	H	O	N	S	T	T	T	A
K	A	C	D	D	L	G	E	S	I	U	E	L
I	N	R	E	E	D	A	Y	B	G	R	A	L
N	H	C	A	I	G	U	A	N	A	T	A	I
K	S	N	R	Y	E	R	E	A	B	L	I	G
R	U	H	I	T	C	Y	L	D	V	E	H	A
R	T	S	E	E	K	O	H	T	E	H	N	T
E	C	R	O	C	O	D	I	L	E	E	I	O
S	T	U	S	P	T	C	W	N	N	I	C	R
L	R	A	T	T	L	E	S	N	A	K	E	X
A	B	O	C	H	R	N	A	G	B	N	X	I
R	O	E	C	H	A	M	E	L	E	O	N	A
I	T	O	R	T	O	I	S	E	V	E	W	A

- ☐ SKINK
- ☐ ALLIGATOR
- ☐ PYTHON
- ☐ TORTOISE
- ☐ RATTLESNAKE
- ☐ IGUANA
- ☐ GECKO
- ☐ CHAMELEON
- ☐ TURTLE
- ☐ CROCODILE

E	I	M	A	C	A	Q	U	E	A	O	H	I
G	Q	E	A	T	H	O	T	I	M	E	O	H
O	G	E	L	A	D	A	W	E	A	H	W	T
R	C	O	U	R	G	T	H	A	N	F	L	I
I	T	U	S	W	C	T	E	F	D	L	E	O
L	E	B	A	B	O	O	N	D	R	N	R	V
L	L	E	U	T	Y	D	O	J	I	N	M	E
A	S	O	X	I	I	T	F	J	L	O	O	R
G	R	I	V	E	T	E	E	I	L	S	N	V
R	T	U	S	Y	S	A	O	I	E	E	K	E
H	W	C	H	I	M	P	A	N	Z	E	E	T
W	T	T	H	U	K	R	V	T	I	F	Y	U
T	A	M	A	R	I	N	A	H	T	R	T	P

- ☐ BABOON
- ☐ CHIMPANZEE
- ☐ GORILLA
- ☐ MACAQUE
- ☐ TAMARIN
- ☐ MANDRILL
- ☐ GELADA
- ☐ VERVET
- ☐ GRIVET
- ☐ HOWLER MONKEY

H	S	D	O	E	H	E	W	E	L	C	O	D
S	G	U	P	P	Y	L	A	P	E	L	S	N
S	N	H	T	T	D	F	H	P	N	T	G	G
S	A	L	M	O	N	E	T	F	W	C	B	O
S	A	D	R	N	E	E	B	R	E	A	M	L
E	T	P	R	N	S	R	A	D	E	G	F	D
H	U	R	V	A	L	I	S	E	R	I	G	F
A	N	F	M	H	L	R	S	U	P	E	A	I
O	A	E	T	N	D	E	O	D	N	W	R	S
T	I	C	D	H	E	A	E	R	I	T	F	H
C	L	O	W	N	F	I	S	H	D	M	I	E
I	H	S	D	C	N	S	S	P	N	E	S	L
F	R	H	T	R	O	U	T	W	O	C	H	I

- ☐ BREAM
- ☐ SALMON
- ☐ TUNA
- ☐ GARFISH
- ☐ TROUT

- ☐ GUPPY
- ☐ GOLDFISH
- ☐ COD
- ☐ BASS
- ☐ CLOWNFISH

M	E	E	D	S	E	R	T	F	L	E	I	O
E	T	R	A	B	B	I	T	C	E	O	T	U
O	M	G	O	W	R	E	T	C	E	C	N	H
E	H	R	R	M	O	U	S	E	C	A	D	D
W	A	L	E	R	N	G	M	I	T	T	S	S
P	M	E	L	O	P	D	O	G	S	I	M	P
D	S	S	A	M	N	E	S	X	D	A	E	A
O	T	N	T	V	I	J	M	E	I	S	S	R
R	E	G	I	R	F	I	H	E	D	N	N	R
R	R	T	I	H	O	R	S	E	D	A	H	O
N	S	H	U	O	N	D	U	R	C	K	Y	T
R	G	E	R	B	I	L	P	R	S	E	D	W
S	G	U	I	N	E	A	P	I	G	R	W	E

- ☐ DOG
- ☐ CAT
- ☐ RABBIT
- ☐ HAMSTER
- ☐ GUINEA PIG
- ☐ HORSE
- ☐ PARROT
- ☐ GERBIL
- ☐ MOUSE
- ☐ SNAKE

O	E	S	E	P	L	A	P	I	S	E	I	G
A	T	I	G	E	R	W	S	T	L	T	I	O
R	U	N	I	N	I	B	N	Y	O	A	S	O
A	N	A	C	O	N	D	A	D	T	N	W	R
T	N	O	O	E	E	E	R	H	H	A	I	A
T	T	A	H	O	J	T	E	T	T	L	S	N
O	E	T	E	O	A	A	H	N	H	T	G	G
U	N	A	N	C	G	E	L	E	M	U	R	U
C	Q	P	O	S	U	T	T	R	E	O	E	T
A	H	I	F	E	A	L	S	N	V	E	I	A
N	C	R	F	T	R	E	E	F	R	O	G	N
D	A	Y	G	O	A	S	O	E	C	W	T	A
E	U	M	O	N	K	E	Y	U	O	O	S	A

- ☐ TIGER
- ☐ JAGUAR
- ☐ MONKEY
- ☐ SLOTH
- ☐ ORANGUTAN
- ☐ TREE FROG
- ☐ TOUCAN
- ☐ ANACONDA
- ☐ LEMUR
- ☐ TAPIR

E	E	D	H	S	T	E	E	H	N	F	E	T
R	C	H	E	E	T	A	H	R	C	K	T	I
S	N	O	W	L	E	O	P	A	R	D	W	G
R	E	O	G	D	W	N	L	A	E	E	O	E
E	L	Y	N	X	R	J	E	I	P	H	C	R
T	E	E	N	T	O	A	W	Y	A	O	E	Y
H	O	W	N	A	C	G	N	L	N	L	L	I
I	P	R	E	O	O	U	O	M	T	L	O	S
A	A	E	N	G	E	A	N	E	H	C	T	A
V	R	R	A	L	E	R	M	W	E	U	E	L
A	D	T	E	U	T	E	T	A	R	O	A	E
I	K	J	C	A	R	A	C	A	L	N	E	P
O	E	N	A	H	N	N	E	Y	L	I	O	N

- ☐ LION
- ☐ TIGER
- ☐ LEOPARD
- ☐ CHEETAH
- ☐ JAGUAR
- ☐ SNOW LEOPARD
- ☐ PANTHER
- ☐ LYNX
- ☐ CARACAL
- ☐ OCELOT

E	E	L	E	P	H	A	N	T	T	V	C	Z
E	X	H	T	E	E	R	E	E	L	U	A	E
B	U	F	F	A	L	O	O	O	Y	L	I	B
I	Y	A	R	O	A	O	G	C	L	T	S	R
R	H	I	N	O	C	E	R	O	S	U	A	A
O	H	E	R	K	R	T	R	E	N	R	L	E
P	V	E	O	H	Y	E	N	A	C	E	G	L
L	W	T	D	M	G	R	E	T	R	N	H	O
I	D	A	N	T	E	L	O	P	E	R	I	N
O	S	N	S	D	E	H	I	A	E	I	E	E
N	T	O	H	E	G	I	R	A	F	F	E	G
D	H	I	E	D	A	D	A	C	E	S	E	H
D	H	I	P	P	O	P	O	T	A	M	U	S

- ☐ ELEPHANT
- ☐ HYENA
- ☐ LION
- ☐ GIRAFFE
- ☐ ZEBRA
- ☐ BUFFALO
- ☐ RHINOCEROS
- ☐ ANTELOPE
- ☐ HIPPOPOTAMUS
- ☐ VLUTURE

K	R	U	W	F	N	H	M	E	R	B	O	S
O	O	D	I	N	G	O	O	C	W	B	P	U
O	R	T	R	A	R	E	T	H	M	G	L	G
K	U	G	L	T	F	T	E	I	C	M	A	A
A	A	K	O	A	L	A	O	D	Y	N	T	R
B	U	A	E	C	I	L	D	N	S	N	Y	G
U	E	N	I	R	I	W	I	A	U	A	P	L
R	W	G	G	Q	U	O	L	L	A	E	U	I
R	T	A	S	E	S	D	O	E	V	H	S	D
A	E	R	O	E	R	O	T	W	E	I	H	E
N	C	O	C	K	A	T	O	O	E	T	T	R
W	N	O	A	U	T	M	E	E	R	A	S	L
I	H	E	A	R	W	O	M	B	A	T	C	N

- ☐ KOALA
- ☐ KANGAROO
- ☐ ECHIDNA
- ☐ PLATYPUS
- ☐ WOMBAT
- ☐ KOOKABURRA
- ☐ COCKATOO
- ☐ DINGO
- ☐ QUOLL
- ☐ SUGAR GLIDER

S	Y	M	E	Z	T	A	T	E	P	U	I	P
M	T	S	E	E	E	L	E	D	B	H	D	O
V	A	H	A	O	N	H	E	D	E	E	O	G
E	T	A	W	U	S	Q	U	I	D	E	L	U
O	I	R	H	I	E	H	E	K	N	R	P	T
E	L	K	T	M	S	E	V	S	L	N	H	T
H	H	A	T	P	I	E	O	E	R	C	I	T
O	C	T	A	P	U	S	G	A	P	I	N	E
U	I	R	S	U	W	H	A	L	E	E	U	A
R	L	I	W	H	H	U	E	E	E	F	H	S
L	T	U	R	T	L	E	R	G	I	I	H	D
E	N	O	H	Y	N	G	M	R	H	S	U	K
S	E	A	S	N	A	K	E	R	O	H	R	A

- ☐ WHALE
- ☐ SEAL
- ☐ DOLPHIN
- ☐ SHARK
- ☐ EEL
- ☐ SEA SNAKE
- ☐ FISH
- ☐ TURTLE
- ☐ OCTOPUS
- ☐ SQUID

I	S	S	D	I	G	H	S	N	C	N	A	W
A	N	V	P	O	L	A	R	B	E	A	R	A
R	O	O	R	A	M	O	Y	E	G	R	D	L
E	W	A	O	E	U	F	R	L	A	C	S	R
L	Y	I	S	E	A	L	T	P	R	T	E	U
G	O	E	O	O	I	T	E	E	R	I	H	S
N	W	E	O	E	L	E	C	N	S	C	R	C
B	L	R	F	T	R	R	B	G	D	F	I	U
N	H	O	Y	E	H	N	S	U	T	O	G	C
T	M	U	S	K	O	X	O	I	N	X	H	O
O	E	A	S	R	A	M	E	N	A	A	R	R
O	T	B	N	A	R	W	H	A	L	S	U	C
M	H	S	I	O	U	I	W	C	I	T	D	A

- ☐ PENGUIN
- ☐ SEAL
- ☐ ORCA
- ☐ ARTIC FOX
- ☐ POLAR BEAR
- ☐ TERN
- ☐ WALRUS
- ☐ NARWHAL
- ☐ MUSKOX
- ☐ SNOWY OWL

M	D	R	A	G	O	N	F	L	Y	O	T	A
T	E	H	R	A	E	E	L	L	B	N	L	E
M	W	O	F	W	A	S	P	E	U	O	A	H
K	T	R	A	T	R	G	L	S	T	P	D	T
N	F	N	U	T	S	A	H	H	T	B	Y	H
E	P	E	H	E	P	T	O	M	E	N	B	U
M	A	T	I	N	U	A	N	T	R	T	I	A
R	A	N	D	N	T	K	O	T	F	R	R	A
M	A	N	T	I	S	H	A	A	L	A	D	L
R	T	R	Y	A	J	E	N	E	Y	T	O	S
T	E	R	M	I	T	E	R	C	O	L	D	E
L	B	E	E	T	L	E	S	I	O	E	O	O
E	N	N	E	F	D	C	R	I	C	K	E	T

- ☐ BEETLE
- ☐ HORNET
- ☐ ANT
- ☐ BUTTERFLY
- ☐ LADYBIRD
- ☐ MANTIS
- ☐ DRAGONFLY
- ☐ CRICKET
- ☐ WASP
- ☐ TERMITE

D	A	U	A	R	H	E	E	N	A	H	D	N
A	T	S	Q	U	I	R	R	E	L	G	O	T
S	H	C	H	N	F	E	T	D	W	T	P	E
H	O	T	S	H	W	O	D	E	E	R	P	I
P	T	T	E	O	E	R	W	T	N	U	O	D
S	T	D	M	O	N	K	E	Y	E	U	S	O
L	E	I	D	Y	D	U	W	G	N	U	S	E
E	R	K	E	B	E	A	R	P	S	H	U	O
A	T	E	D	T	N	M	E	H	L	R	M	T
G	Q	A	F	N	U	L	N	L	E	L	F	T
N	H	A	M	S	T	E	R	R	M	A	A	B
O	A	P	C	I	O	N	L	O	U	N	S	A
O	H	E	D	G	E	H	O	G	R	I	O	T

- ☐ BAT
- ☐ BEAR
- ☐ DEER
- ☐ SQUIRREL
- ☐ OTTER
- ☐ HAMSTER
- ☐ HEDGEHOG
- ☐ OPOSSUM
- ☐ MONKEY
- ☐ LEMUR

I	H	Y	D	S	E	A	L	I	O	N	A	I
R	E	B	E	A	D	A	S	E	S	H	R	E
N	W	O	L	F	N	M	N	S	I	L	O	M
U	B	A	M	E	S	M	W	A	W	B	I	O
R	S	R	J	C	D	F	E	U	L	O	M	N
A	H	T	A	L	B	E	A	R	I	S	H	G
C	R	I	G	D	E	T	H	O	T	H	W	O
O	W	G	U	T	H	T	L	I	O	N	M	O
O	G	E	A	O	Y	A	E	Y	I	N	S	S
N	S	R	R	C	E	T	N	R	S	U	G	E
E	Y	I	S	T	N	R	W	R	O	T	M	V
D	R	D	O	Y	A	O	F	D	I	N	G	O
O	L	N	O	L	W	I	N	L	F	R	W	E

☐ WOLF   ☐ RACOON

☐ BEAR   ☐ TIGER

☐ LION   ☐ DINGO

☐ HYENA   ☐ SEA LION

☐ MONGOOSE   ☐ JAGUAR

G	D	T	N	C	N	I	L	A	W	O	K	I
O	A	V	U	S	O	B	E	A	V	E	R	T
P	T	W	R	E	T	O	E	R	E	R	L	P
H	O	O	A	E	T	S	A	S	C	O	S	O
E	I	E	T	D	U	D	C	U	O	L	Q	R
R	O	R	C	O	V	R	R	D	Y	R	U	C
H	W	M	O	U	S	E	E	T	P	I	I	U
O	C	E	S	A	R	A	S	S	U	S	R	P
H	H	A	M	S	T	E	R	D	T	L	R	I
L	O	R	N	R	N	R	O	S	P	E	E	N
L	H	G	E	V	T	O	T	A	S	A	L	R
E	N	A	G	E	R	B	I	L	H	F	D	A
L	E	M	M	I	N	G	T	V	S	E	R	T

- ☐ RAT
- ☐ MOUSE
- ☐ HAMSTER
- ☐ GERBIL
- ☐ BEAVER
- ☐ SQUIRREL
- ☐ GOPHER
- ☐ LEMMING
- ☐ COYPU
- ☐ PORCUPINE

D	S	D	W	V	H	O	R	M	T	H	L	W
A	T	A	R	A	N	T	U	L	A	P	Y	O
D	B	T	R	A	P	D	O	O	R	U	N	L
D	T	W	R	S	E	N	E	E	A	O	X	F
Y	S	W	I	D	O	W	S	L	E	R	S	S
L	H	T	A	E	E	M	T	P	S	B	P	P
O	H	R	E	C	L	U	S	E	S	W	I	I
N	L	U	R	I	E	I	M	T	R	E	D	D
G	P	C	E	S	D	N	E	S	V	A	E	E
L	E	O	D	S	V	G	U	O	T	V	R	R
E	O	H	U	N	T	S	M	A	N	E	V	U
G	O	T	W	S	E	A	H	N	W	R	I	A
S	I	F	U	N	N	E	L	W	E	B	T	F

- ☐ TARANTULA
- ☐ WOLF SPIDER
- ☐ HUNTSMAN
- ☐ DADDY LONGLEGS
- ☐ WIDOW
- ☐ ORB WEAVER
- ☐ FUNNEL WEB
- ☐ RECLUSE
- ☐ TRAPDOOR
- ☐ LYNX SPIDER

A	T	F	H	R	O	A	K	R	F	N	E	E
L	S	B	D	G	O	A	T	D	I	D	L	T
N	H	F	L	Y	E	G	E	U	D	V	E	U
C	E	X	L	N	T	L	U	C	O	W	O	R
T	E	I	A	H	P	N	E	K	A	R	A	K
O	P	E	M	H	F	B	E	L	T	P	N	E
T	U	T	A	E	S	V	A	P	P	L	Y	Y
E	O	E	T	A	L	P	A	C	A	D	P	N
L	U	T	S	M	E	B	L	R	N	L	I	P
E	H	O	R	S	E	A	C	U	N	B	G	U
R	A	C	O	D	T	T	H	O	E	H	F	S
P	I	C	H	I	C	K	E	N	V	I	E	H
I	P	E	W	R	T	I	O	O	A	R	T	L

- ☐ CHICKEN
- ☐ COW
- ☐ SHEEP
- ☐ GOAT
- ☐ ALPACA

- ☐ PIG
- ☐ TURKEY
- ☐ DUCK
- ☐ HORSE
- ☐ LLAMA

O	A	H	W	T	A	I	P	A	N	S	A	T
A	M	L	N	N	B	S	T	Y	T	G	N	L
T	A	H	B	P	R	Y	D	R	A	G	A	N
O	M	H	O	F	A	R	W	M	E	L	C	Y
L	B	N	A	E	T	I	I	O	A	E	O	I
C	A	E	S	H	T	P	Y	T	H	O	N	S
P	S	D	N	H	L	E	E	N	P	Y	D	E
O	E	O	E	O	E	E	D	I	T	N	A	A
U	H	E	S	E	S	E	E	D	L	T	R	S
O	E	R	K	I	N	G	S	N	A	K	E	N
I	C	O	B	R	A	I	E	A	F	H	S	A
T	E	P	H	H	K	R	T	X	E	C	N	K
B	N	S	E	E	E	E	P	N	M	E	C	W	E

- ☐ ANACONDA
- ☐ PYTHON
- ☐ MAMBAS
- ☐ COBRA
- ☐ RATTLESNAKE
- ☐ TAIPAN
- ☐ BOAS
- ☐ SEA SNAKE
- ☐ KING SNAKE

I	C	E	T	H	O	R	S	E	A	C	K	C
H	D	A	G	H	W	Y	R	A	E	K	A	O
L	O	T	B	U	F	F	A	L	O	O	N	W
S	N	O	C	R	O	O	T	I	U	A	G	O
O	K	O	H	E	N	A	T	M	R	L	A	R
C	E	E	L	S	R	U	A	S	C	A	R	T
Y	Y	S	G	I	E	P	P	C	N	D	O	N
P	E	C	I	R	L	A	O	C	O	I	O	E
O	I	S	R	F	A	N	A	E	L	K	T	O
N	R	T	A	H	Y	D	G	Z	F	R	R	U
I	W	A	F	L	T	A	H	I	E	S	T	A
O	N	I	F	C	R	M	E	T	E	P	A	D
R	B	K	E	S	G	I	B	B	O	N	Y	I

- ☐ GIRAFFE
- ☐ HORSE
- ☐ KOALA
- ☐ ELK
- ☐ PANDA
- ☐ COW
- ☐ BUFFALO
- ☐ KANGAROO
- ☐ GIBBON
- ☐ DONKEY

O	S	I	A	M	E	S	E	E	S	A	B	D
K	U	T	K	F	A	W	G	U	A	R	E	R
M	B	S	P	H	I	N	X	Z	V	U	G	A
U	W	N	I	O	O	H	H	P	A	S	T	G
N	S	T	E	C	I	I	N	R	N	S	E	D
C	T	B	I	R	M	A	N	S	N	I	L	O
H	C	O	H	E	D	O	D	O	A	A	T	L
K	B	U	R	M	E	S	E	M	H	N	L	L
I	I	L	U	V	E	H	T	S	E	B	I	S
N	C	T	E	I	T	U	N	B	X	L	E	U
N	H	U	P	E	R	S	I	A	N	U	T	A
T	H	E	I	R	E	S	E	N	L	E	W	Y
C	F	B	E	N	G	A	L	H	P	R	E	L

- ☐ PERSIAN
- ☐ RUSSIAN BLUE
- ☐ SIAMESE
- ☐ MUNCHKIN
- ☐ SPHINX
- ☐ RAGDOLL
- ☐ BENGAL
- ☐ BIRMAN
- ☐ BURMESE
- ☐ SAVANNAH

E	P	A	N	D	A	A	G	T	D	T	E	B
E	A	I	I	E	M	P	H	I	M	M	A	L
H	C	I	V	E	T	D	O	T	A	U	H	A
A	B	M	O	N	R	T	R	V	N	N	H	C
S	U	Y	Y	H	E	G	N	P	I	T	E	K
D	D	H	O	L	E	T	B	U	S	J	T	B
G	F	L	L	N	D	N	I	H	R	A	P	E
E	R	E	E	T	R	A	L	V	R	K	D	A
I	T	A	P	I	R	L	L	P	K	T	S	R
I	H	S	T	K	U	N	I	U	I	L	D	R
F	I	S	H	I	N	G	C	A	T	L	C	A
M	N	O	T	C	E	Y	V	O	G	E	I	A
C	F	E	L	E	P	H	A	N	T	G	A	H

☐ ELEPHANT   ☐ PANDA

☐ MANIS   ☐ CIVET

☐ DHOLE   ☐ HORNBILL

☐ BLACK BEAR   ☐ FISHING CAT

☐ TAPIR   ☐ MUNTJAC

D	N	B	S	A	E	T	A	L	A	M	B	U
O	C	O	R	H	W	P	P	Y	Y	P	S	T
R	A	T	S	T	E	O	U	O	D	U	W	E
T	L	O	P	U	A	R	P	A	T	G	H	L
L	F	O	A	L	T	M	P	E	O	G	F	T
T	B	H	L	H	R	A	Y	O	P	L	O	I
D	U	C	K	L	I	N	G	M	P	E	F	T
W	P	I	G	L	E	T	T	T	W	T	L	I
A	T	H	F	M	T	O	O	W	J	R	T	E
N	R	E	O	U	A	T	Y	H	O	R	E	E
H	H	F	I	N	O	M	R	M	E	H	E	A
P	K	I	T	T	E	N	N	N	Y	D	S	T
O	L	K	I	D	E	O	N	H	P	M	S	A

- ☐ CALF
- ☐ FOAL
- ☐ PUPPY
- ☐ PIGLET
- ☐ KITTEN

- ☐ KID
- ☐ JOEY
- ☐ PUGGLE
- ☐ LAMB
- ☐ DUCKLING

A	Y	H	O	T	I	D	P	B	A	L	E	E
O	R	A	G	A	H	U	N	E	P	U	V	C
B	G	W	S	P	H	C	A	O	I	I	U	O
I	V	K	P	C	L	K	E	O	G	T	L	W
H	O	E	A	S	T	E	G	S	E	R	T	D
I	E	T	R	I	D	A	B	S	O	H	U	G
B	I	N	R	W	O	W	L	E	N	U	R	T
I	C	A	O	E	H	E	G	I	E	B	E	O
S	H	S	W	S	I	I	L	A	S	I	O	T
A	O	O	N	N	S	E	A	G	U	L	L	C
I	Y	M	C	N	O	E	T	I	I	L	D	A
D	H	D	O	V	E	W	R	S	O	H	T	N
N	N	A	O	T	R	L	F	I	N	C	H	T

- ☐ SEAGULL
- ☐ VULTURE
- ☐ HAWK
- ☐ DUCK
- ☐ OWL
- ☐ PIGEON
- ☐ DOVE
- ☐ IBIS
- ☐ FINCH
- ☐ SPARROW

W	T	F	F	E	G	E	I	M	P	A	L	A
I	H	W	R	O	T	I	H	I	T	Q	W	L
L	H	B	U	F	F	A	L	O	W	G	E	D
D	A	L	H	E	K	R	H	R	E	A	A	E
E	J	E	L	A	N	D	S	U	E	Z	I	Z
B	E	I	H	N	C	I	O	E	O	E	O	E
E	R	T	I	M	I	A	E	H	T	L	L	B
E	A	I	H	O	O	C	L	I	H	L	O	R
S	B	U	E	I	E	E	L	I	T	E	R	A
T	R	H	I	N	O	C	E	R	O	S	F	I
U	N	Y	G	E	R	E	N	U	K	V	C	I
A	E	W	A	R	T	H	O	G	O	T	C	P
K	U	D	U	I	V	H	G	O	E	H	T	G

☐ WILDEBEEST   ☐ KUDU

☐ ELAND   ☐ BUFFALO

☐ IMPALA   ☐ ZEBRA

☐ GAZELLE   ☐ RHINOCEROS

☐ GERENUK   ☐ WARTHOG

T	Z	P	C	A	T	F	I	S	H	L	E	K
R	A	A	O	S	P	R	E	Y	H	P	N	W
O	T	N	T	S	H	R	A	P	D	H	U	R
U	U	M	E	T	K	O	T	H	Q	O	E	T
T	E	Z	O	O	P	L	A	N	K	T	O	N
H	E	S	L	A	L	E	L	S	O	L	T	H
P	T	D	T	M	E	S	L	A	I	O	Y	R
E	N	U	F	U	H	L	I	A	X	Y	H	H
L	O	C	M	S	U	R	G	E	E	O	N	T
I	E	K	E	S	E	R	A	E	M	D	N	C
C	D	H	S	E	T	O	T	A	C	A	R	P
A	E	E	V	L	A	A	O	E	K	N	L	T
N	N	R	N	H	E	N	R	E	S	W	A	N

- [ ] SWAN
- [ ] CARP
- [ ] ZOOPLANKTON
- [ ] ALLIGATOR
- [ ] TROUT
- [ ] PELICAN
- [ ] CATFISH
- [ ] DUCK
- [ ] MUSSEL
- [ ] OSPREY

M	L	E	U	C	I	B	E	X	A	T	B	W
O	M	E	E	T	A	T	E	D	E	I	I	H
U	A	I	H	H	H	T	L	W	L	T	G	O
N	R	R	E	A	A	B	E	T	E	W	H	M
T	M	Y	N	R	E	H	E	T	O	O	O	H
A	O	O	E	E	S	A	A	S	P	F	R	P
I	T	R	I	R	J	R	I	I	A	E	N	R
N	D	B	O	T	M	A	T	R	R	L	S	L
G	F	R	H	T	M	L	Y	E	D	W	H	A
O	A	C	O	U	G	A	R	I	E	Y	E	I
A	T	V	I	Y	T	E	C	I	C	C	E	D
T	G	O	R	I	L	L	A	I	A	G	P	M
D	L	E	T	I	P	I	K	A	C	N	V	E

- ☐ COUGAR
- ☐ BIGHORN SHEEP
- ☐ MARMOT
- ☐ IBEX
- ☐ HARE

- ☐ LEOPARD
- ☐ PIKA
- ☐ GORILLA
- ☐ MOUNTAIN GOAT
- ☐ BHARAL

L	O	D	M	O	N	K	E	Y	N	D	Y	U
L	P	E	D	D	M	C	I	C	I	S	L	I
S	B	I	P	H	D	T	R	T	W	F	E	E
H	E	T	O	O	T	S	A	H	L	H	M	N
I	A	H	S	T	A	G	C	T	S	M	U	C
I	R	U	S	E	P	O	O	N	L	R	R	L
I	O	R	U	O	I	H	O	E	O	T	I	H
D	E	F	M	S	S	S	N	R	T	L	G	R
S	N	A	K	E	N	O	L	S	H	A	E	E
T	X	P	S	I	H	S	U	N	E	R	C	H
S	Q	U	I	R	R	E	L	F	T	Y	K	E
B	L	I	A	A	M	E	R	P	E	O	O	U
S	T	T	A	B	A	B	O	O	N	O	B	O

- ☐ BEAR
- ☐ MONKEY
- ☐ LEMUR
- ☐ SQUIRREL
- ☐ POSSUM
- ☐ RACOON
- ☐ BABOON
- ☐ SLOTH
- ☐ GECKO
- ☐ SNAKE

A	B	T	I	R	K	I	N	G	I	S	N	S
G	S	E	L	C	R	E	S	T	E	D	D	L
A	O	E	O	L	E	A	N	R	E	A	R	C
L	A	M	S	I	A	D	L	D	O	F	O	H
A	I	P	A	T	O	E	D	F	D	R	L	I
P	T	E	A	T	L	L	T	L	I	I	N	N
A	R	R	T	L	N	I	O	E	R	C	O	S
G	O	O	A	E	R	E	L	N	T	A	F	T
O	E	R	O	G	O	M	A	I	W	N	E	R
S	E	G	O	S	Y	I	U	S	F	O	I	A
L	S	I	G	E	N	T	O	O	N	A	H	P
H	U	M	B	O	L	D	T	A	A	N	S	E
T	U	H	C	G	E	P	O	E	B	N	J	E

- ☐ EMPEROR
- ☐ KING
- ☐ AFRICAN
- ☐ HUMBOLDT
- ☐ GENTOO
- ☐ CHINSTRAP
- ☐ GALAPAGOS
- ☐ LITTLE
- ☐ ADELIE
- ☐ CRESTED

S	C	I	G	U	A	N	A	E	D	M	E	P
E	D	Y	N	H	O	R	R	R	F	T	A	A
A	O	E	K	T	C	I	E	E	R	M	T	R
T	S	M	A	N	T	I	S	A	I	B	H	A
U	E	T	N	I	H	T	H	F	S	A	S	K
R	D	E	L	E	E	D	I	V	A	N	I	E
T	T	T	R	E	E	F	R	O	G	E	N	E
L	F	D	H	I	U	D	O	W	E	V	A	T
E	I	T	U	R	A	C	O	R	R	L	N	L
A	N	L	S	U	D	B	E	V	A	H	O	T
T	A	N	A	C	O	N	D	A	N	L	L	E
R	A	D	T	R	W	T	M	K	E	E	E	A
G	R	A	S	S	H	O	P	P	E	R	T	O

- ☐ TREE FROG
- ☐ SEA TURTLE
- ☐ IGUANA
- ☐ PARAKEET
- ☐ GRASSHOPPER
- ☐ ANACONDA
- ☐ MAMBA
- ☐ MANTIS
- ☐ TURACO
- ☐ ANOLE

SOLUTIONS

	B	U	L	L	D	O	G				G	
											R	
G	R	E	A	T	D	A	N	E			E	
											Y	
P	O	O	D	L	E						H	
											O	
J	A	C	K	R	U	S	S	E	L		U	
											N	
		P	O	I	N	T	E	R			D	
		U			H	U	S	K	Y			
		G										
					B	O	X	E	R			
P	O	M	E	R	A	N	I	A	N			

	P		C	O	C	K	A	T	O	O		P
	A											E
	R		B	U	D	G	I	E				N
	R									C		G
	O	M		E						H		U
	T	A		A						I		I
		C		G						C		N
	S	A		L						K		
	W	W		E						E		
	A				P	E	L	I	C	A	N	
	N											
A	L	B	A	T	R	O	S	S				

PUZZLE 3 — REPTILES

S		P	Y	T	H	O	N			T		A
K										U		L
I										R		L
N				I	G	U	A	N	A	T		I
K					E					L		G
					C					E		A
					K							T
	C	R	O	C	O	D	I	L	E			O
												R
	R	A	T	T	L	E	S	N	A	K	E	
			C	H	A	M	E	L	E	O	N	
	T	O	R	T	O	I	S	E				

PUZZLE 4 — MONKEYS & APES

		M	A	C	A	Q	U	E			H	
G									M		O	
O	G	E	L	A	D	A			A		W	
R									N		L	
I									D		E	
L		B	A	B	O	O	N		R		R	V
L									I		M	E
A									L		O	R
G	R	I	V	E	T				L		N	V
											K	E
		C	H	I	M	P	A	N	Z	E	E	T
											Y	
T	A	M	A	R	I	N						

									C	O	D
	G	U	P	P	Y						
											G
S	A	L	M	O	N						O
						B	R	E	A	M	L
	T					A					D
	U					S				G	F
	N					S				A	I
	A									R	S
										F	H
C	L	O	W	N	F	I	S	H		I	
										S	
		T	R	O	U	T				H	

		R	A	B	B	I	T				
									C		
	H			M	O	U	S	E	A		
	A								T		
	M				D	O	G				P
	S										A
	T								S		R
	E								N		R
	R			H	O	R	S	E	A		O
									K		T
	G	E	R	B	I	L			E		
	G	U	I	N	E	A	P	I	G		

								S			
	T	I	G	E	R			L			
								O			O
A	N	A	C	O	N	D	A		T		R
									H		A
T				J							N
O		T		A							G
U		A		G		L	E	M	U	R	U
C		P		U							T
A		I		A							A
N		R		T	R	E	E	F	R	O	G	N
		M	O	N	K	E	Y				

											T
	C	H	E	E	T	A	H				I
S	N	O	W	L	E	O	P	A	R	D		G
										O	E
	L	Y	N	X		J		P		C	R
	E				A		A		E
	O				G		N		L
	P				U		T		O
	A				A		H		T
	R				R		E	
	D						R	
		C	A	R	A	C	A	L	
								L	I	O	N

PUZZLE 9   AFRICAN ANIMALS

	E	L	E	P	H	A	N	T		V		Z
										U		E
B	U	F	F	A	L	O				L		B
										T		R
R	H	I	N	O	C	E	R	O	S	U		A
										R		
					H	Y	E	N	A	E		
L												
I		A	N	T	E	L	O	P	E			
O												
N					G	I	R	A	F	F	E	
	H	I	P	P	O	P	O	T	A	M	U	S

PUZZLE 10   AUSTRALIAN ANIMALS

K							E					S
O		D	I	N	G	O	C				P	U
O							H				L	G
K							I				A	A
A		K	O	A	L	A	D				T	R
B		A					N				Y	G
U		N					A				P	L
R		G		Q	U	O	L	L			U	I
R		A									S	D
A		R										E
	C	O	C	K	A	T	O	O				R
		O										
					W	O	M	B	A	T		

		S		E	E	L				D	
		H								O	
		A			S	Q	U	I	D	L	
		R								P	
		K					S			H	
							E			I	
O	C	T	A	P	U	S		A		N	
				W	H	A	L	E			
									F		
	T	U	R	T	L	E			I		
									S		
S	E	A	S	N	A	K	E		H		

	S										W
	N		P	O	L	A	R	B	E	A	R	A
	O								R		L
	W								C		R
	Y		S	E	A	L		P		T		U
	O				T		E		I		S
	W				E		N		C		
	L				R		G		F		
					N		U		O		
	M	U	S	K	O	X		I		X		O
							N				R
			N	A	R	W	H	A	L			C
											A

	D	R	A	G	O	N	F	L	Y			
		H						B		L		
		O		W	A	S	P	U		A		
		R						T		D		
		N						T		Y		
		E						E		B		
		T			A	N	T	R		I		
								F		R		
M	A	N	T	I	S			L		D		
								Y				
T	E	R	M	I	T	E						
B	E	E	T	L	E							
					C	R	I	C	K	E	T	

		S	Q	U	I	R	R	E	L		O	
											P	
	O					D	E	E	R	P	P	
	T										O	
	T		M	O	N	K	E	Y			S	
	E										S	
	R			B	E	A	R				U	
								L		M		
								E				
	H	A	M	S	T	E	R		M			B
								U				A
	H	E	D	G	E	H	O	G	R			T

				S	E	A	L	I	O	N	
	W	O	L	F							M
											O
R			J								N
A		T	A		B	E	A	R			G
C		I	G								O
O		G	U		H		L	I	O	N	O
O		E	A		Y						S
N		R	R		E						E
					N						
					A		D	I	N	G	O

G											
O					B	E	A	V	E	R	
P			R								P
H			A					C		S	O
E			T					O		Q	R
R								Y		U	C
		M	O	U	S	E		P		I	U
								U		R	P
	H	A	M	S	T	E	R			R	I
										E	N
										L	R
		G	E	R	B	I	L				
L	E	M	M	I	N	G					

D											L	W
A	T	A	R	A	N	T	U	L	A		Y	O
D		T	R	A	P	D	O	O	R		N	L
D										O	X	F
Y		W	I	D	O	W				R	S	S
L										B	P	P
O		R	E	C	L	U	S	E		W	I	I
N										E	D	D
G										A	E	E
L										V	R	R
E		H	U	N	T	S	M	A	N	E		
G										R		
S		F	U	N	N	E	L	W	E	B		

	S			G	O	A	T	D			T
	H		L				U				U
	E		L			C	O	W			R
	E		A			K					K
	P		M								E
			A								Y
				A	L	P	A	C	A		P
											I
	H	O	R	S	E						G
		C	H	I	C	K	E	N			

PUZZLE 19   SNAKES

				T	A	I	P	A	N	A	
	M									N	
	A		B	R						A	
	M		O	A						C	
	B		A	T						O	
	A		S	T	P	Y	T	H	O	N	S
	S			L						D	E
				E						A	A
				S							S
		K	I	N	G	S	N	A	K	E	N
C	O	B	R	A							A
				K							K
				E							E

PUZZLE 20   HERBIVORES

				H	O	R	S	E		K	C
	D								K	A	O
	O		B	U	F	F	A	L	O	N	W
	N								A	G	
	K								L	A	
	E								A	R	
	Y		G			P				O	
			I			A				O	
			R			N		E	L	K	
			A			D					
			F			A					
			F								
			E		G	I	B	B	O	N	

	S	I	A	M	E	S	E		S		
									A	R	R
M		S	P	H	I	N	X		V	U	A
U									A	S	G
N									N	S	D
C		B	I	R	M	A	N		N	I	O
H									A	A	L
K	B	U	R	M	E	S	E		H	N	L
I										B	
N										L	
			P	E	R	S	I	A	N	U	
										E	
		B	E	N	G	A	L				

	P	A	N	D	A						B
						H		M	M		L
	C	I	V	E	T	O		A	U		A
						R		N	N		C
						N		I	T		K
	D	H	O	L	E	B		S	J		B
						I			A		E
						L			K		A
	T	A	P	I	R	L					R
F	I	S	H	I	N	G	C	A	T		
		E	L	E	P	H	A	N	T		

								L	A	M	B	
	C						P			P		
	A						U			U		
	L						P			G		
	F	O	A	L			P			G		
							Y			L		
D	U	C	K	L	I	N	G			E		
	P	I	G	L	E	T						
									J			
									O			
									E			
	K	I	T	T	E	N			Y			
		K	I	D								

		H				D						
		A				U			P		V	
		W	S			C			I		U	
		K	P			K			G		L	
			A						E		T	
I			R						O		U	
B			R		O	W	L		N		R	
I			O								E	
S			W									
					S	E	A	G	U	L	L	
		D	O	V	E							
						F	I	N	C	H		

W							I	M	P	A	L	A
I												
L		B	U	F	F	A	L	O		G		
D										A		
E		E	L	A	N	D				Z		Z
B										E		E
E										L		B
E										L		R
S										E		A
T	R	H	I	N	O	C	E	R	O	S		
		G	E	R	E	N	U	K				
		W	A	R	T	H	O	G				
K	U	D	U									

T			C	A	T	F	I	S	H			
R			O	S	P	R	E	Y				
O												
U												
T		Z	O	O	P	L	A	N	K	T	O	N
						L						
P		D		M		L						
E		U		U		I						
L		C		S		G						
I		K		S		A						
C				E		T		C	A	R	P	
A				L		O						
N						R		S	W	A	N	

M					I	B	E	X			B	
O	M										I	
U	A		H					L			G	
N	R		A		B			E			H	
T	M		R		H			O			O	
A	O		E		A			P			R	
I	T				R			A			N	
N					A			R			S	
G					L			D			H	
O		C	O	U	G	A	R				E	
A											E	
T	G	O	R	I	L	L	A				P	
					P	I	K	A				

			M	O	N	K	E	Y				
											L	
	B		P				R				E	
	E		O				A				M	
	A		S				C		S		U	
	R		S				O		L		R	
			U				O		O			
			M				N		T		G	
S	N	A	K	E					H		E	
											C	
S	Q	U	I	R	R	E	L				K	
											O	
				B	A	B	O	O	N			

PUZZLE 27 — MOUNTAIN ANIMALS

M					I	B	E	X		B	
O	M									I	
U	A			H					L	G	
N	R			A		B			E	H	
T	M			R		H			O	O	
A	O			E		A			P	R	
I	T					R			A	N	
N						A			R	S	
G						L			D	H	
O		C	O	U	G	A	R			E	
A										E	
T	G	O	R	I	L	L	A			P	
				P	I	K	A				

PUZZLE 28 — TREE CLIMBERS

			M	O	N	K	E	Y			
											L
	B		P				R				E
	E		O				A				M
	A		S				C		S		U
	R		S				O		L		R
			U				O		O		
			M				N		T		G
S	N	A	K	E					H		E
											C
S	Q	U	I	R	R	E	L				K
											O
			B	A	B	O	O	N			

					K	I	N		G		
G				C	R	E	S	T	E	D	
A		E		L	A				A		C
L		M		I	D				F		H
A		P		T	E				R		I
P		E		T	L				I		N
A		R		L	I				C		S
G		O		E	E				A		T
O		R							N		R
S											A
			G	E	N	T	O	O			P
H	U	M	B	O	L	D	T				

S		I	G	U	A	N	A		M	P
E									A	A
A									M	R
T		M	A	N	T	I	S		B	A
U									A	K
R										E
T		T	R	E	E	F	R	O	G	E
L									A	T
E		T	U	R	A	C	O		N	
									O	
	A	N	A	C	O	N	D	A	L	
									E	
G	R	A	S	S	H	O	P	P	E	R